VERGISS DEN ROLLATOR

Aktive Freizeitgestaltung für Senioren
mit besonderen Interessen

Mag. Eva Prasch

CONTENTS

WEB:

https://evaprasch.com/

I. EINLEITUNG

1. Warum es wichtig ist, auch im Alter aktiv zu bleiben

Eine aktive Freizeitgestaltung im Alter ist von großer Bedeutung für die körperliche und geistige Gesundheit sowie die soziale Teilhabe. Im Alter nehmen die körperlichen und geistigen Fähigkeiten oft ab, was zu einer eingeschränkten Mobilität und einer erhöhten Sturzgefahr führen kann. Durch regelmäßige körperliche Betätigung, wie beispielsweise durch Spaziergänge, Tanzen oder Gymnastik, können die körperlichen Fähigkeiten erhalten und gestärkt werden. Eine ausgewogene Ernährung sowie ausreichend Schlaf und Erholung tragen ebenfalls zur Gesunderhaltung bei.

Eine aktive Freizeitgestaltung im Alter hat aber nicht nur positive Auswirkungen auf die körperliche Gesundheit, sondern auch auf die geistige Gesundheit. Regelmäßige geistige Aktivitäten, wie beispielsweise Lesen, Rätsel lösen oder kreative Hobbies ausüben, können das Gedächtnis und die Konzentrationsfähigkeit verbessern und somit einer möglichen Demenz oder anderen Alterserkrankungen vorbeugen.

Darüber hinaus kann eine aktive Freizeitgestaltung im Alter dazu beitragen, soziale Kontakte zu knüpfen und zu pflegen. Gerade im Alter kann es zu Einsamkeit und sozialer Isolation kommen, wenn beispielsweise Freunde oder Familienmitglieder verstorben sind oder nicht mehr in der Nähe wohnen. Durch die Teilnahme an Freizeitaktivitäten können neue Kontakte geknüpft und bestehende Freundschaften gepflegt werden.

Insgesamt kann eine aktive Freizeitgestaltung im Alter dazu beitragen, dass das Leben erfüllt und zufrieden verläuft. Die körperliche und geistige Gesundheit kann erhalten und gestärkt werden, soziale Kontakte können geknüpft und gepflegt werden und das Leben kann weiterhin mit Freude und Begeisterung gelebt werden.

● *Die Zielgruppe des Buches: Senioren mit besonderen Interessen*

Das Buch richtet sich gezielt an ältere Menschen, die nicht nur an den üblichen Freizeitaktivitäten für Senioren interessiert sind, sondern auch spezielle Hobbys oder Interessen haben. Hierbei kann es sich beispielsweise um kulturelle Aktivitäten wie Theater- oder Museumsbesuche, sportliche Betätigungen wie Golfspielen oder Tanzen, kreatives Gestalten wie Malen oder Schreiben oder auch gemeinnütziges Engagement handeln. Die Zielgruppe des Buches sind somit Senioren mit individuellen und speziellen Interessen, die nach neuen Ideen und Anregungen suchen, um ihr Leben aktiv und erfüllt zu gestalten.

Die Zielgruppe des Buches grenzt sich damit von den üblichen Freizeitangeboten für Senioren ab, die oft auf die Bedürfnisse von Menschen mit gesundheitlichen Einschränkungen ausgerichtet sind. Im Gegensatz dazu soll das Buch Senioren mit besonderen Interessen ansprechen und ihnen praktische Tipps und Anregungen geben, wie sie ihre Hobbys und Interessen im Alter weiterhin ausleben und genießen können. Dabei wird darauf geachtet, dass die vorgestellten Aktivitäten auch für Senioren mit gesundheitlichen Einschränkungen umsetzbar sind und gegebenenfalls angepasst werden können.

Insgesamt ist das Buch somit eine Hilfestellung und Unterstützung für ältere Menschen, die nicht nur eine passive Freizeitgestaltung suchen, sondern aktiv ihr Leben gestalten möchten. Es soll dazu beitragen, dass Senioren mit besonderen Interessen neue Ideen und Anregungen bekommen und somit ein erfülltes und zufriedenes Leben im Alter führen können.

● *Was das Buch bieten soll: Inspiration, praktische Tipps und Anregungen*

Das Buch soll den Leserinnen und Lesern Inspiration und Ideen für eine aktive Freizeitgestaltung im Alter liefern. Dabei sollen nicht nur die üblichen Freizeitaktivitäten für Senioren vorgestellt werden, sondern auch spezielle Interessen abgedeckt werden. Das Buch richtet sich somit gezielt an ältere Menschen mit individuellen und speziellen Interessen, die nach neuen Anregungen und Ideen suchen.

Das Buch soll dabei nicht nur Inspirationen liefern, sondern auch praktische Tipps und Anregungen geben, wie die vorgestellten Aktivitäten umgesetzt werden können. Dabei wird auch auf mögliche gesundheitliche Einschränkungen und Anpassungsmöglichkeiten eingegangen, damit die vorgestellten Aktivitäten auch für Senioren mit gesundheitlichen Einschränkungen umsetzbar sind.

Zusätzlich werden im Buch allgemeine Tipps für eine aktive Freizeitgestaltung im Alter gegeben, die unabhängig von speziellen Interessen und Hobbys anwendbar sind. Hierzu gehören beispielsweise Tipps zur Planung und Organisation von Freizeitaktivitäten, zur Verbesserung der körperlichen und geistigen Gesundheit sowie zur Steigerung der sozialen Teilhabe im Alter.

Das Buch soll somit eine Hilfestellung und Unterstützung für eine aktive und erfüllte Freizeitgestaltung im Alter bieten. Es richtet sich gezielt an Senioren mit besonderen Interessen und soll Inspiration, praktische Tipps und Anregungen liefern, um ein erfülltes und zufriedenes Leben im Alter zu ermöglichen.

II. SPORT UND BEWEGUNG

● *Warum Sport und Bewegung wichtig sind*

Sport und Bewegung sind im Alter von großer Bedeutung für die **körperliche und geistige Gesundheit**. Durch regelmäßige körperliche Betätigung können die körperlichen Fähigkeiten erhalten und gestärkt werden, was sich positiv auf die Gesundheit auswirkt.

Hierzu gehören eine Stärkung der Muskulatur und des Knochenapparates, eine Verbesserung der Ausdauer und eine Steigerung der Flexibilität.

Durch körperliche Betätigung können auch **Krankheiten vorgebeugt werden**. Hierzu gehören beispielsweise Herz Kreislauf Erkrankungen, Diabetes, Übergewicht und Bluthochdruck. Studien haben gezeigt, dass durch körperliche Aktivität die Lebenserwartung erhöht und die Wahrscheinlichkeit von Krankheiten reduziert werden kann.

Neben den körperlichen Vorteilen hat Sport und Bewegung auch positive Auswirkungen auf die **geistige Gesundheit**. Regelmäßige körperliche Betätigung kann die kognitive Leistungsfähigkeit verbessern und somit einer möglichen Demenz oder anderen Alterserkrankungen vorbeugen. Durch körperliche Aktivität werden Endorphine freigesetzt, die zu einer Verbesserung der Stimmung und der körperlichen Wahrnehmung führen können.

Wichtig bei der Auswahl von Sportarten im Alter ist, dass sie den individuellen Fähigkeiten und Bedürfnissen angepasst sind. Hierbei sollten auch eventuelle gesundheitliche Einschränkungen berücksichtigt werden. Geeignete Sportarten für Senioren sind beispielsweise **Wandern, Radfahren, Schwimmen, Gymnastik, Yoga und Tanzen.**

Insgesamt ist Sport und Bewegung im Alter von großer Bedeutung für die körperliche und geistige Gesundheit. Regelmäßige körperliche Betätigung kann Krankheiten vorbeugen, die Lebenserwartung erhöhen und die geistige Leistungsfähigkeit verbessern. Es ist jedoch wichtig, Sportarten zu wählen, die den individuellen Fähigkeiten und Bedürfnissen entsprechen und gegebenenfalls angepasst werden können.

• *Die besonderen Bedürfnisse von Senioren bei der Auswahl von Sportarten*

Im Alter ändern sich die körperlichen Fähigkeiten, was bei der Auswahl von Sportarten berücksichtigt werden sollte. Wichtig ist, dass die gewählten Sportarten den individuellen Fähigkeiten und Bedürfnissen entsprechen und gegebenenfalls angepasst werden können. Hierbei ist es empfehlenswert, sich von einem Arzt oder Physiotherapeuten beraten zu lassen.

Eine besondere Bedeutung kommt der **Verletzungsprävention** zu. Senioren haben ein höheres Risiko, sich beim Sport zu verletzen, da die Knochen und Muskeln im Alter an Elastizität verlieren. Daher sollten Sportarten gewählt werden, die ein geringes Verletzungsrisiko aufweisen, beispielsweise Schwimmen oder Gymnastik.

Auch die **Intensität** der körperlichen Belastung sollte den individuellen Bedürfnissen angepasst werden. Hierbei sollte darauf geachtet werden, dass die Belastung nicht zu hoch ist und gegebenenfalls auch Pausen eingelegt werden.

Wichtig ist, dass die sportliche Betätigung als angenehm empfunden wird und nicht zu Überforderung oder Schmerzen führt.

Besondere Aufmerksamkeit sollte auch der **Auswahl der Sportkleidung und Ausrüstung** gewidmet werden. Bequeme und gut sitzende Kleidung sowie passende Schuhe können dazu beitragen, Verletzungen zu vermeiden und die sportliche Betätigung angenehmer zu gestalten.

Insgesamt sollten bei der Auswahl von Sportarten im Alter individuelle Fähigkeiten und Bedürfnisse berücksichtigt werden. Die Verletzungsprävention sowie die Intensität der körperlichen Belastung sind dabei besonders wichtig. Durch die Wahl von passender Sportkleidung und Ausrüstung kann die sportliche Betätigung angenehmer gestaltet werden.

Vorstellung von Sportarten, die sich für Senioren eignen und besondere Interessen abdecken (z.B. Golf, Tanzen, Wandern, Schwimmen)

• *Golf:*

Golf eignet sich besonders für Senioren, da es eine eher ruhige Sportart ist, die eine gute körperliche Betätigung ermöglicht. Die Bewegungsabläufe sind relativ sanft und schonend für die Gelenke, was besonders für Senioren von Vorteil ist. Zudem bietet Golf eine hervorragende Möglichkeit, draußen in der Natur aktiv zu sein und das Spiel kann auch bis ins hohe Alter ausgeführt werden.

- *Tanzen:*

Tanzen ist eine körperliche Betätigung, die Freude und Spaß bereiten kann. Hierbei kann zwischen verschiedenen Tanzstilen gewählt werden, beispielsweise Standardtanz, Salsa oder auch Line-Dance. Tanzkurse werden oft speziell für Senioren angeboten und sind eine hervorragende Möglichkeit, neue Kontakte zu knüpfen und das soziale Leben zu bereichern.

- *Wandern:*

Wandern ist eine ideale Freizeitbeschäftigung für Senioren, da es eine Möglichkeit bietet, aktiv in der Natur unterwegs zu sein. Hierbei kann die Intensität der körperlichen Betätigung individuell angepasst werden, beispielsweise durch die Wahl von unterschiedlich anspruchsvollen Wanderrouten. Wandern bietet zudem die Möglichkeit, die Umgebung und die Natur zu entdecken.

- *Schwimmen:*

Schwimmen ist eine hervorragende Möglichkeit, um körperliche Betätigung und Entspannung zu kombinieren. Durch das Wasser wird der Körper entlastet und Gelenke sowie Muskeln werden geschont. Zudem bietet Schwimmen die Möglichkeit, Ausdauer und Kraft zu trainieren und ist somit eine ideale Freizeitbeschäftigung für Senioren.

Insgesamt gibt es viele verschiedene Sportarten, die sich für Senioren eignen und besondere Interessen abdecken. Hierbei ist es wichtig, die individuellen Fähigkeiten und Bedürfnisse zu berücksichtigen und gegebenenfalls Rücksprache mit einem Arzt oder Physiotherapeuten zu halten. Durch die Wahl einer passenden Sportart kann die Freizeitgestaltung im Alter aktiv und erfüllt gestaltet werden.

III. KULTURELLE AKTIVITÄTEN

- *Warum kulturelle Aktivitäten wichtig sind*

Kulturelle Aktivitäten wie beispielsweise Theaterbesuche, Konzerte, Museumsbesuche oder auch das Lesen von Büchern tragen zu einer aktiven Freizeitgestaltung im Alter bei. Sie bieten die Möglichkeit, geistig aktiv zu bleiben, neue Eindrücke zu gewinnen und das soziale Leben zu bereichern.

Durch kulturelle Aktivitäten werden das Gehirn und die kognitiven Fähigkeiten gefördert. Beispielsweise können Theaterstücke oder Bücher dazu beitragen, das Gedächtnis und die Konzentrationsfähigkeit zu verbessern. Auch das Betrachten von Kunstwerken im Museum oder das Hören von klassischer Musik können positive Auswirkungen auf die geistige Gesundheit haben.

Kulturelle Aktivitäten bieten zudem die Möglichkeit, das soziale Leben zu bereichern und Kontakte zu knüpfen. Beispielsweise können Theaterbesuche oder Konzerte gemeinsam mit Freunden oder in Gruppen unternommen werden. Auch Museumsbesuche können zu einem gemeinsamen Erlebnis werden und den

Austausch über Kunst und Kultur fördern.

Besonders im Alter kann das Interesse an kulturellen Aktivitäten zunehmen, da die Zeit und die Möglichkeit zur Beschäftigung mit Kunst und Kultur vorhanden ist. Kulturelle Aktivitäten bieten somit eine hervorragende Möglichkeit, geistig und sozial aktiv zu bleiben und das Leben im Alter zu bereichern.

Insgesamt sind kulturelle Aktivitäten im Alter von großer Bedeutung, um geistig aktiv zu bleiben, neue Eindrücke zu gewinnen und das soziale Leben zu bereichern. Durch Theaterbesuche, Konzerte, Museumsbesuche oder das Lesen von Büchern kann die geistige Gesundheit gefördert und das soziale Leben bereichert werden.

Vorstellung von kulturellen Aktivitäten, die sich für Senioren eignen und besondere Interessen abdecken (z.B. Museumsgänge, Konzerte, Theaterbesuche, Lesegruppen)

- *Museumsgänge:*

Museen bieten eine Vielzahl an Ausstellungen zu verschiedenen Themenbereichen an. Senioren haben oft ein großes Interesse an Kunst, Geschichte oder Kultur und können hier neue Eindrücke gewinnen. Es gibt auch spezielle Führungen und Veranstaltungen für Senioren, die eine vertiefte Auseinandersetzung mit den Exponaten ermöglichen.

- *Konzerte:*

Konzerte bieten die Möglichkeit, sich aktiv mit Musik auseinanderzusetzen und emotionale Erlebnisse zu erfahren.

Hierbei können unterschiedliche Musikrichtungen gewählt werden, beispielsweise klassische Musik, Jazz oder Popmusik. Auch hier gibt es spezielle Veranstaltungen für Senioren, beispielsweise Matinee-Konzerte oder Konzerte in kleinerem Rahmen.

- *Theaterbesuche:*

Theaterbesuche bieten eine Möglichkeit, sich mit literarischen Werken auseinanderzusetzen und eine künstlerische Darbietung zu erleben. Hierbei können sowohl Schauspielstücke als auch Musicals oder Opern gewählt werden. Theaterbesuche können auch gemeinsam mit Freunden oder in Gruppen unternommen werden, was das soziale Leben bereichert.

- *Lesegruppen:*

Lesegruppen bieten die Möglichkeit, sich aktiv mit Literatur auseinanderzusetzen und in einen Austausch mit anderen zu treten. Hierbei können sowohl Romane als auch Sachbücher oder Lyrik gelesen werden. Lesegruppen können auch zu einem gemeinsamen Erlebnis werden und den Austausch über Literatur fördern.

Insgesamt gibt es viele verschiedene kulturelle Aktivitäten, die sich für Senioren eignen und besondere Interessen abdecken. Hierbei ist es wichtig, die individuellen Fähigkeiten und Bedürfnisse zu berücksichtigen und gegebenenfalls Rücksprache mit einem Arzt oder Therapeuten zu halten. Durch die Wahl einer passenden kulturellen Aktivität kann die Freizeitgestaltung im Alter aktiv und erfüllt gestaltet werden.

IV. KREATIVES GESTALTEN

Warum kreatives Gestalten wichtig ist ?

Kreatives Gestalten wie beispielsweise Malen, Zeichnen, Basteln oder auch Musizieren kann eine wertvolle Freizeitbeschäftigung im Alter sein. Kreatives Gestalten trägt nicht nur zur Entspannung bei, sondern fördert auch die geistige und körperliche Gesundheit.

Durch kreatives Gestalten können neue Fähigkeiten erworben und das Gehirn trainiert werden. Beispielsweise erfordert das Malen oder Zeichnen eine hohe Konzentration und Feinmotorik, was das Gehirn fordert und trainiert. Auch das Spielen eines Musikinstruments kann positive Auswirkungen auf das Gehirn und die geistige Gesundheit haben.

Kreatives Gestalten kann auch zur Entspannung beitragen und Stress abbauen. Durch das Eintauchen in die kreative Tätigkeit können Sorgen und Alltagsprobleme vergessen werden. Das Gestalten von eigenen Werken kann auch ein positives Selbstwertgefühl und ein Gefühl von Erfüllung vermitteln.

Besonders im Alter kann kreatives Gestalten auch dazu beitragen, soziale Kontakte zu knüpfen und das soziale Leben zu bereichern. Beispielsweise können Malgruppen oder Musikgruppen besucht werden, um gemeinsam kreativ tätig zu sein.

Kreatives Gestalten bietet eine hervorragende Möglichkeit, geistig und körperlich aktiv zu bleiben und das Leben im Alter zu bereichern. Durch das Gestalten von eigenen Werken können auch ein positives Selbstwertgefühl und ein Gefühl von Erfüllung vermittelt werden. Kreatives Gestalten ist somit eine wertvolle Freizeitbeschäftigung im Alter.

Vorstellung von kreativen Aktivitäten, die sich für Senioren eignen und besondere Interessen abdecken (z.B. Malen, Zeichnen, Schreiben, Töpfern)

- *Malen und Zeichnen:*

Malen und Zeichnen bieten eine hervorragende Möglichkeit, die eigene Kreativität auszuleben und eigene Werke zu schaffen. Hierbei können unterschiedliche Techniken gewählt werden, beispielsweise Aquarell- oder Ölmalerei, Zeichnen mit Bleistift oder Kohle. Es gibt auch spezielle Malkurse für Senioren, die eine vertiefte Auseinandersetzung mit der Malerei ermöglichen.

- *Schreiben:*

Schreiben bietet die Möglichkeit, eigene Texte zu verfassen und die eigene Kreativität auszudrücken. Hierbei können unterschiedliche Genres gewählt werden, beispielsweise Lyrik, Prosa oder auch Autobiographien. Es gibt auch Schreibgruppen für Senioren, die den Austausch über Texte und das Schreibhandwerk fördern.

- *Töpfern:*

Töpfern bietet eine hervorragende Möglichkeit, eigene Werke aus Ton zu schaffen. Hierbei können unterschiedliche Techniken gewählt werden, beispielsweise das Formen von Gefäßen oder auch das Gestalten von Skulpturen. Es gibt auch spezielle Töpferkurse für Senioren, die eine vertiefte Auseinandersetzung mit dem Handwerk ermöglichen.

● *Musik:*

Musik bietet die Möglichkeit, eigene Werke zu schaffen und auch gemeinsam mit anderen musikalisch aktiv zu sein. Hierbei können unterschiedliche Instrumente gewählt werden, beispielsweise Klavier, Gitarre oder auch Gesang. Es gibt auch spezielle Musikgruppen für Senioren, die das gemeinsame Musizieren fördern.

Insgesamt gibt es viele verschiedene kreative Aktivitäten, die sich für Senioren eignen und besondere Interessen abdecken. Hierbei ist es wichtig, die individuellen Fähigkeiten und Bedürfnisse zu berücksichtigen und gegebenenfalls Rücksprache mit einem Arzt oder Therapeuten zu halten. Durch die Wahl einer passenden kreativen Aktivität kann die Freizeitgestaltung im Alter aktiv und erfüllt gestaltet werden.

● *Gemeinnützliches Engagement*

Warum gemeinnütziges Engagement wichtig ist?

Gemeinnütziges Engagement wie beispielsweise ehrenamtliche Tätigkeiten oder auch Spendenaktionen können eine sinnvolle und erfüllende Freizeitbeschäftigung im Alter sein. Gemeinnütziges Engagement trägt nicht nur zur Verbesserung der Gesellschaft bei, sondern auch zur Steigerung des eigenen Wohlbefindens.

Durch gemeinnütziges Engagement können Senioren ihre Fähigkeiten und Erfahrungen weitergeben und somit auch einen wertvollen Beitrag zur Gesellschaft leisten.

Beispielsweise können ehrenamtliche Tätigkeiten in sozialen Einrichtungen oder auch in Vereinen dazu beitragen, das soziale Leben zu bereichern und die eigene Kompetenz zu steigern.

Gemeinnütziges Engagement kann auch zur Steigerung des eigenen Wohlbefindens beitragen. Durch das Engagement können positive Emotionen wie beispielsweise Stolz oder Dankbarkeit erfahren werden. Auch das Gefühl, gebraucht und wertgeschätzt zu werden, kann das Selbstwertgefühl steigern und das eigene Wohlbefinden fördern.

Besonders im Alter kann gemeinnütziges Engagement auch dazu beitragen, soziale Kontakte zu knüpfen und das soziale Leben zu bereichern. Beispielsweise können ehrenamtliche Tätigkeiten in Vereinen dazu beitragen, neue Kontakte zu knüpfen und das soziale Netzwerk zu erweitern.

Gemeinnütziges Engagement ist eine hervorragende Möglichkeit, einen wertvollen Beitrag zur Gesellschaft zu leisten und das eigene Wohlbefinden zu steigern. Durch ehrenamtliche Tätigkeiten oder auch Spendenaktionen können positive Emotionen erfahren und das soziale Leben bereichert werden.

Gemeinnütziges Engagement ist somit eine wertvolle Freizeitbeschäftigung im Alter.

Vorstellung von Möglichkeiten, wie Senioren sich engagieren und ihre besonderen Interessen dabei einbringen können (z.B. ehrenamtliche Arbeit in einem Tierheim, Unterstützung von sozialen Projekten, Organisation von Treffen für Gleichgesinnte)

- *Ehrenamtliche Arbeit in einem Tierheim:*

Senioren mit einem besonderen Interesse an Tieren können sich beispielsweise in einem Tierheim engagieren.

Hierbei können unterschiedliche Tätigkeiten übernommen werden, beispielsweise das Ausführen von Hunden, die Pflege von Tieren oder auch die Vermittlung von Tieren an neue Besitzer.

- *Unterstützung von sozialen Projekten:*

Senioren mit einem besonderen Interesse an sozialen Themen können sich beispielsweise in gemeinnützigen Organisationen engagieren. Hierbei können unterschiedliche Tätigkeiten übernommen werden, beispielsweise die Unterstützung von Obdachlosenhilfen, die Betreuung von Flüchtlingen oder auch die Organisation von Spendensammlungen.

- *Organisation von Treffen*

für Gleichgesinnte:

Senioren mit einem besonderen Interesse an bestimmten Hobbies oder Interessensgebieten können sich beispielsweise in Vereinen oder Gruppen engagieren. Hierbei können auch Treffen oder Veranstaltungen organisiert werden, beispielsweise gemeinsame Wanderungen, Spieleabende oder auch Vorträge.

• *Nachhilfeunterricht oder Lesepatenschaften:*

Senioren mit besonderen Fähigkeiten oder Kenntnissen können auch ihre Expertise weitergeben. Beispielsweise können Nachhilfeunterricht oder auch Lesepatenschaften für Kinder oder Jugendliche übernommen werden.

Insgesamt gibt es viele verschiedene Möglichkeiten, wie Senioren sich engagieren und ihre besonderen Interessen dabei einbringen können. Hierbei ist es wichtig, die individuellen Fähigkeiten und Bedürfnisse zu berücksichtigen und gegebenenfalls Rücksprache mit einer Organisation oder einem Verein zu halten. Durch das Engagement können positive Erfahrungen gesammelt, soziale Kontakte geknüpft und das eigene Wohlbefinden gesteigert werden. Das Engagement ist somit eine wertvolle Freizeitbeschäftigung im Alter.

I. REISEN UND AUSFLÜGE

Reisen und Ausflüge bieten eine hervorragende Möglichkeit, neue Eindrücke zu gewinnen und das Leben im Alter aktiv zu gestalten. Durch das Entdecken neuer Orte und Kulturen können positive Erfahrungen gesammelt werden und das eigene Wohlbefinden gesteigert werden.

Reisen und Ausflüge können auch zur Entspannung beitragen und Stress abbauen. Durch das Entfliehen des Alltags und das Erleben von neuen Eindrücken können Sorgen und Probleme in den Hintergrund treten und das eigene Wohlbefinden gesteigert werden.

Besonders im Alter kann Reisen und Ausflüge auch dazu beitragen, soziale Kontakte zu knüpfen und das soziale Leben zu bereichern. Reisen und Ausflüge können beispielsweise auch gemeinsam mit Freunden oder in Gruppen unternommen werden, was das soziale Leben bereichert.

Reisen und Ausflüge können auch die geistige und körperliche Gesundheit fördern. Beispielsweise können Wanderungen oder Fahrradtouren dazu beitragen, den Körper zu trainieren und die körperliche Gesundheit zu fördern. Auch das Entdecken neuer

Orte und Kulturen kann zur geistigen Gesundheit beitragen und das Gehirn aktiv halten.

Insgesamt bieten Reisen und Ausflüge eine hervorragende Möglichkeit, das Leben im Alter aktiv und erfüllt zu gestalten. Durch das Entdecken neuer Orte und Kulturen können positive Erfahrungen gesammelt werden und das eigene Wohlbefinden gesteigert werden. Reisen und Ausflüge sind somit eine wertvolle Freizeitbeschäftigung im Alter.

• *Die besonderen Bedürfnisse von Senioren bei der Auswahl von Reisen und Ausflügen*

Gesundheitliche Einschränkungen:

Senioren können unter gesundheitlichen Einschränkungen leiden, die bei der Auswahl von Reisen und Ausflügen berücksichtigt werden sollten. Hierbei können beispielsweise Mobilitätseinschränkungen, Ernährungsbesonderheiten oder auch Pflegebedarf berücksichtigt werden.

Barrierefreiheit:

Barrierefreiheit ist ein wichtiger Aspekt bei der Auswahl von Reisen und Ausflügen. Hierbei sollten beispielsweise barrierefreie Unterkünfte oder auch behindertengerechte Ausflugsziele gewählt werden.

Klimatische Bedingungen:

Klimatische Bedingungen können bei Senioren eine besondere Rolle spielen. Hierbei sollten beispielsweise klimatisierte Räumlichkeiten oder auch eine entsprechende Kleidung bei der Auswahl von Reisen und Ausflügen berücksichtigt werden.

Besondere Interessen:

Besondere Interessen sollten bei der Auswahl von Reisen und Ausflügen berücksichtigt werden. Hierbei können beispielsweise kulturelle Interessen, kulinarische Interessen oder auch sportliche Interessen berücksichtigt werden.

Sicherheitsaspekte:

Sicherheitsaspekte sollten bei der Auswahl von Reisen und Ausflügen berücksichtigt werden. Hierbei können beispielsweise politische Instabilität, Kriminalitätsraten oder auch die medizinische Versorgung vor Ort eine Rolle spielen.

Insgesamt ist es wichtig, die besonderen Bedürfnisse von Senioren bei der Auswahl von Reisen und Ausflügen zu berücksichtigen. Durch eine gezielte Auswahl können positive Erfahrungen gesammelt werden und das eigene Wohlbefinden gesteigert werden. Reisen und Ausflüge sind somit eine wertvolle Freizeitbeschäftigung im Alter, die unter Berücksichtigung der besonderen Bedürfnisse von

Senioren zu einem erfüllten Leben beitragen können.

Vorstellung von Reise- und Ausflugszielen, die sich für Senioren eignen und besondere Interessen abdecken (z.B. Städtereisen, Kreuzfahrten, Kultur- und Naturerlebnisse)

● *Städtereisen:*

Städtereisen bieten eine hervorragende Möglichkeit, kulturelle und historische Sehenswürdigkeiten zu entdecken. Besonders für Senioren mit einem Interesse an Geschichte, Kunst und Kultur bieten sich Städtereisen an. Beliebte Ziele sind beispielsweise Paris, Rom oder Barcelona.

● *Kreuzfahrten:*

Kreuzfahrten bieten eine hervorragende Möglichkeit, verschiedene Orte und Länder zu entdecken. Besonders für Senioren mit einem Interesse an Natur und Entspannung bieten sich Kreuzfahrten an. Beliebte Ziele sind beispielsweise das Mittelmeer oder die Karibik.

● *Kultur- und Naturerlebnisse:*

Kultur- und Naturerlebnisse bieten eine hervorragende Möglichkeit, die Schönheit der Natur und kulturelle Besonderheiten zu entdecken. Besonders für Senioren mit einem Interesse an Natur und Kultur bieten sich solche Erlebnisse an. Beliebte Ziele sind beispielsweise Nationalparks in den USA oder auch historische Stätten in

Asien.

● *Wellness- und Gesundheitsreisen:*

Wellness- und Gesundheitsreisen bieten eine hervorragende Möglichkeit, das eigene Wohlbefinden zu steigern. Besonders für Senioren mit einem Interesse an Entspannung und Gesundheit bieten sich solche Reisen an. Beliebte Ziele sind beispielsweise Thermen in Deutschland oder auch Yoga-Retreats in Asien.

Insgesamt gibt es viele verschiedene Reise- und Ausflugsziele, die sich für Senioren eignen und besondere Interessen abdecken. Hierbei ist es wichtig, die individuellen Bedürfnisse und Interessen zu berücksichtigen und gegebenenfalls Rücksprache mit einer Reiseagentur oder einem Reiseveranstalter zu halten. Durch die Auswahl des richtigen Reise- oder Ausflugsziels können positive Erfahrungen gesammelt und das eigene Wohlbefinden gesteigert werden. Reisen und Ausflüge sind somit eine wertvolle Freizeitbeschäftigung im Alter.

VII. PRAKTISCHE TIPPS

Allgemeine Tipps für eine aktive Freizeitgestaltung im Alter:

- *Regelmäßige Bewegung:*

Regelmäßige Bewegung ist wichtig, um die körperliche und geistige Gesundheit zu erhalten. Hierbei können beispielsweise Spaziergänge, Yoga oder auch Gymnastikübungen helfen.

- *Kontakte knüpfen:*

Kontakte knüpfen ist wichtig, um das soziale Leben zu bereichern. Hierbei können beispielsweise Treffen mit Freunden, gemeinsame Aktivitäten oder auch Besuche von Vereinen oder Gruppen helfen.

- *Hobbies und*

Interessen pflegen:

Hobbies und Interessen sind eine wichtige Quelle der Freude und des Wohlbefindens. Hierbei können beispielsweise kreative Aktivitäten, sportliche Aktivitäten oder auch kulturelle Aktivitäten helfen.

• *Gesunde Ernährung:*

Eine gesunde Ernährung ist wichtig, um die körperliche Gesundheit zu erhalten. Hierbei können beispielsweise eine ausgewogene Ernährung, ausreichend Flüssigkeitszufuhr und auch eine gezielte Supplementierung helfen.

• *Entspannung und Erholung:*

Entspannung und Erholung sind wichtig, um Stress abzubauen und das eigene Wohlbefinden zu steigern. Hierbei können beispielsweise Wellness-Aktivitäten, Meditation oder auch Yoga helfen.

• *Neue Erfahrungen sammeln:*

Neue Erfahrungen zu sammeln ist wichtig, um das Leben im Alter aktiv und erfüllt zu gestalten. Hierbei können beispielsweise Reisen, Ausflüge oder auch die Teilnahme an neuen Aktivitäten oder Kursen helfen.

Insgesamt gibt es viele allgemeine Tipps für eine aktive Freizeitgestaltung im Alter. Hierbei ist es wichtig, die individuellen Bedürfnisse und Interessen zu berücksichtigen und gegebenenfalls professionelle Beratung oder Unterstützung in Anspruch zu nehmen. Durch eine gezielte Freizeitgestaltung können positive Erfahrungen gesammelt und das eigene Wohlbefinden gesteigert werden. Eine aktive Freizeitgestaltung ist somit eine wertvolle Quelle für ein erfülltes Leben im Alter.

Tipps für die Umsetzung der vorgestellten Aktivitäten

• *Sport und Bewegung:*

Bei der Umsetzung von sportlichen Aktivitäten ist es wichtig, die eigene körperliche Verfassung zu berücksichtigen und gegebenenfalls Rücksprache mit einem Arzt oder Physiotherapeuten zu halten. Auch eine gezielte Auswahl der Sportart und eine regelmäßige Durchführung können dabei helfen, langfristig positive Effekte zu erzielen.

• *Kulturelle Aktivitäten:*

Bei der Umsetzung von kulturellen Aktivitäten ist es wichtig, die eigenen Interessen und Vorlieben zu berücksichtigen. Hierbei kann beispielsweise die Teilnahme an Führungen, Konzerten oder auch Theateraufführungen helfen. Auch eine gezielte Suche nach passenden Veranstaltungen oder der Besuch von Museen kann dabei helfen, neue Eindrücke zu gewinnen.

- *Kreatives Gestalten:*

Bei der Umsetzung von kreativen Aktivitäten ist es wichtig, sich Zeit zu nehmen und eine entspannte Atmosphäre zu schaffen. Hierbei kann beispielsweise das Schaffen einer geeigneten Umgebung, die Nutzung von passenden Materialien oder auch die Teilnahme an Kursen oder Workshops helfen.

- *Gemeinnütziges Engagement:*

Bei der Umsetzung von gemeinnützigem Engagement ist es wichtig, die eigenen Fähigkeiten und Interessen zu berücksichtigen. Hierbei kann beispielsweise die Teilnahme an ehrenamtlicher Arbeit in einer Organisation, der Besuch von Seniorentreffs oder auch die Unterstützung von sozialen Projekten helfen.

- *Reisen und Ausflüge:*

Bei der Umsetzung von Reisen und Ausflügen ist es wichtig, eine gezielte Auswahl der Ziele und die Berücksichtigung individueller Bedürfnisse vorzunehmen. Hierbei kann beispielsweise die Nutzung von Reiseagenturen oder auch die Teilnahme an organisierten Gruppenreisen helfen.

Insgesamt ist es wichtig, bei der Umsetzung der vorgestellten Aktivitäten die individuellen Bedürfnisse und Interessen zu berücksichtigen und gegebenenfalls Rücksprache mit Experten zu halten. Durch eine gezielte Umsetzung und regelmäßige Durchführung der Aktivitäten können langfristig positive Effekte erzielt und das eigene Wohlbefinden gesteigert werden.

HINWEISE ZU FINANZIELLEN UND ORGANISATORISCHE N FRAGEN

Finanzielle Fragen: Bei der Umsetzung von Aktivitäten können finanzielle Fragen eine Rolle spielen. Hierbei sollten beispielsweise die Kosten für Materialien, Teilnahmegebühren oder auch Reisekosten berücksichtigt werden. Eine gezielte Planung und Budgetierung kann dabei helfen, die Kosten im Griff zu behalten.

Organisatorische Fragen: Bei der Umsetzung von Aktivitäten können organisatorische Fragen eine Rolle spielen. Hierbei sollten beispielsweise die Anmeldung, die Terminplanung oder auch die Organisation von Treffen oder Ausflügen berücksichtigt werden. Eine gezielte Planung und Absprache kann dabei helfen, eine reibungslose Durchführung zu gewährleisten.

Unterstützung: Bei finanziellen und organisatorischen Fragen kann es hilfreich sein, gezielt nach Unterstützung zu suchen. Hierbei können beispielsweise Angebote von Seniorenzentren, Vereinen oder auch staatliche Unterstützungsmöglichkeiten helfen. Auch die Einbindung von Freunden und Familie oder die Suche nach Gleichgesinnten kann dabei helfen, eine gezielte Unterstützung zu erhalten.

Es ist wichtig, finanzielle und organisatorische Fragen bei der Umsetzung von Aktivitäten zu berücksichtigen. Durch eine gezielte Planung und Budgetierung sowie die Suche nach passender Unterstützung können langfristig positive Effekte erzielt und das eigene Wohlbefinden gesteigert werden

VIII. FAZIT

Zusammenfassung der wichtigsten Erkenntnisse

- **Aktiv bleiben im Alter:**

Eine aktive Freizeitgestaltung ist wichtig, um das eigene Wohlbefinden im Alter zu steigern und gesund zu bleiben.

- **Verschiedene Aktivitäten:**

Es gibt viele verschiedene Aktivitäten, die sich für Senioren eignen und besondere Interessen abdecken. Dazu gehören beispielsweise Sport und Bewegung, kulturelle Aktivitäten, kreatives Gestalten, gemeinnütziges Engagement, Reisen und Ausflüge.

- **Besondere Bedürfnisse:**

Bei der Auswahl und Durchführung der Aktivitäten sollten die besonderen Bedürfnisse von Senioren berücksichtigt werden, beispielsweise die körperliche Fitness, die Mobilität oder auch die kulturellen Interessen.

- **Umsetzung und Organisation:**

Die Umsetzung und Organisation der Aktivitäten erfordert eine gezielte Planung und Absprache. Hierbei sollten auch finanzielle und organisatorische Fragen berücksichtigt werden.

- **Wichtigkeit von Freunden und Familie:**

Freunde und Familie können eine wichtige Quelle der Unterstützung und Motivation bei der Umsetzung von Aktivitäten sein.

Dieses Buch enthält eine Vielzahl von Anregungen und praktische Tipps für eine aktive Freizeitgestaltung im Alter. Durch die Berücksichtigung der besonderen Bedürfnisse und Interessen sowie eine gezielte Planung und Absprache können langfristig positive Effekte erzielt und das eigene Wohlbefinden gesteigert werden.

Ausblick auf die Chancen und Möglichkeiten einer aktiven Freizeitgestaltung im Alter

- **Gesundheitliche Vorteile:**

Eine aktive Freizeitgestaltung im Alter kann gesundheitliche Vorteile mit sich bringen. Hierbei können beispielsweise eine bessere körperliche Fitness, ein geringeres Risiko für Krankheiten oder auch eine höhere Lebenserwartung genannt werden.

- **Soziale Vorteile:**

Eine aktive Freizeitgestaltung im Alter kann auch soziale Vorteile mit sich bringen. Hierbei können beispielsweise neue Kontakte, gemeinsame Aktivitäten mit Freunden und Familie oder auch die Teilnahme an Gruppenaktivitäten genannt werden.

- **Kulturelle Erfahrungen:**

Eine aktive Freizeitgestaltung im Alter kann auch dazu beitragen, kulturelle Erfahrungen zu sammeln und das eigene Wissen zu erweitern. Hierbei können beispielsweise der Besuch von Museen, Konzerten oder auch die Teilnahme an kulturellen Veranstaltungen genannt werden.

- **Erfülltes Leben:**

Eine aktive Freizeitgestaltung im Alter kann dazu beitragen, ein erfülltes Leben zu führen und auch im Alter noch aktiv und engagiert zu sein. Hierbei können beispielsweise die Erfüllung von Hobbys und Interessen, die Teilnahme an neuen Aktivitäten oder auch die Umsetzung von lang gehegten Träumen genannt werden.

Es gibt viele Chancen und Möglichkeiten einer aktiven Freizeitgestaltung im Alter. Durch eine gezielte Auswahl und Umsetzung von Aktivitäten können langfristig positive Effekte erzielt und das eigene Wohlbefinden gesteigert werden. Eine aktive Freizeitgestaltung im Alter bietet somit eine wertvolle Quelle für ein erfülltes Leben und einen positiven Lebensabend.

DANK AN LESERINNEN UND LESER

Liebe Leserinnen und Leser,

Es erfüllt mich mit großer Freude, dass Du mein Buch *"Vergiss den Rollator – Aktive Freizeitgestaltung für Senioren mit besonderen Interessen"* in den Händen halten.

Dein Interesse an einem aktiven und erfüllten Leben zeigt, wie wichtig es ist, sich auch in späteren Lebensjahren neue Ziele zu setzen, Neues zu entdecken und den Alltag bewusst zu gestalten.

Dieses Buch habe ich mit viel Herzblut geschrieben, um Dich zu inspirieren, Deine Freizeit nach Deinen individuellen Vorlieben und Stärken zu gestalten.

Es soll Dir Mut machen, ungeahnte Möglichkeiten auszuprobieren und Ihre Lebensfreude durch aktive Beschäftigungen weiter zu steigern.

Mein Dank gilt Dir, dass Du den ersten Schritt gemacht hast, neue Impulse für Deine Freizeit zu suchen. Deine Offenheit und Neugier sind der Beweis dafür, dass das Leben in jedem Alter voller spannender Abenteuer sein kann.

Ich hoffe, dass dieses Buch nicht nur Anregungen liefert, sondern auch Motivation schenkt, die Ideen in die Tat umzusetzen.

Bleibe aktiv, bleib neugierig und vergiss den Rollator – es gibt so viel zu entdecken!

Herzliche Grüße,
Eva Prasch

ÜBER MICH

Geboren mit einer Neugier für die Welt und einem tiefen Interesse an der menschlichen Erfahrung, studierte ich an der Universität Philosophie und Theaterwissenschaft. Diese akademische Grundlage prägte meine Sichtweise und förderte meine Leidenschaft für das Schreiben.

Mein berufliches und privates Leben führte mich auf Reisen und längere Aufenthalte durch faszinierende Länder wie Japan, Frankreich, Spanien, Portugal und Holland. Jede dieser Reisen hat meine Perspektive erweitert und mir neue Inspirationen für meine schriftstellerische Arbeit gegeben.

Neben meiner Reiseleidenschaft widme ich mich mit großer Liebe meinen Tieren. Ich teile mein Leben mit meinem Bobtail-Mädchen, Dolly, einem Berner Sennenhund, Leo, meinem Kater BigMac, die mir nicht nur Freude bereiten, sondern auch oft in meine Geschichten und Ratgeber einfließen.

Die Kulinarik ist eine weitere meiner großen Leidenschaften. Ich liebe es zu kochen und neue Rezepte auszuprobieren, was mir eine weitere kreative Ausdrucksform bietet.

Bis heute habe ich viele, viele Bücher und Ratgeber verfasst, in denen ich mein Wissen und meine Erfahrungen teile. Meine Werke spiegeln die Vielfalt meiner Interessen wider und laden DICH dazu ein, neue Perspektiven zu entdecken und das Leben in all seinen Facetten zu genießen.

Impressum

Copyright, 2024,
Mag. Eva Prasch
Abt Balthasar-Straße 7